Docteur PSALTOFF

CHIRURGIEN DE L'HÔPITAL GREC SAINT-HARALAMBO,
CHIRURGIEN CONSULTANT DE L'HÔPITAL ISRAÉLITE DE SMYRNE.

ÉTUDE SUR LA CHIRURGIE CONTEMPORAINE

LA CHIRURGIE A SMYRNE

TROIS OBSERVATIONS INTÉRESSANTES :

1° **Fibrome interstitiel de l'utérus.** (Hystérectomie abdominale. Ligature élastique perdue, éliminée par le museau de tanche, après huit mois de séjour dans l'abdomen.)

2° **Kyste multiloculaire de l'ovaire. Ovariotomie.**

3° **Empyème de vingt-quatre ans.** (Parois tapissées de véritables plaques osseuses, opération Letiévant-Estlander.)

PARIS
ANCIENNE LIBRAIRIE GERMER BAILLIÈRE ET Cie
FÉLIX ALCAN, ÉDITEUR
108, BOULEVARD SAINT-GERMAIN, 108

1891

ÉTUDE SUR LA CHIRURGIE CONTEMPORAINE

LA CHIRURGIE A SMYRNE

TROIS OBSERVATIONS INTÉRESSANTES

COULOMMIERS. — IMPRIMERIE PAUL BRODARD.

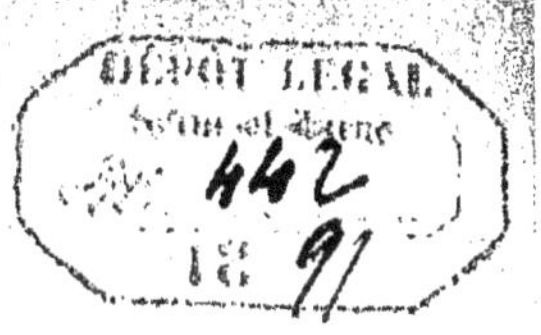

Docteur PSALTOFF

CHIRURGIEN DE L'HÔPITAL GREC SAINT-HARALAMBO,
CHIRURGIEN CONSULTANT DE L'HÔPITAL ISRAÉLITE DE SMYRNE.

ÉTUDE SUR LA CHIRURGIE CONTEMPORAINE

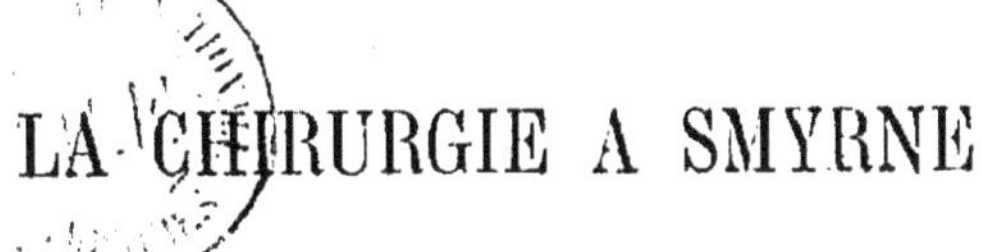

LA CHIRURGIE A SMYRNE

TROIS OBSERVATIONS INTÉRESSANTES :

1° **Fibrome interstitiel de l'utérus.** (Hystérectomie abdominale. Ligature élastique perdue, éliminée par le museau de tanche, après huit mois de séjour dans l'abdomen.)

2° **Kyste multiloculaire de l'ovaire. Ovariotomie.**

3° **Empyème de vingt-quatre ans.** (Parois tapissées de véritables plaques osseuses, opération Letiévant-Estlander.)

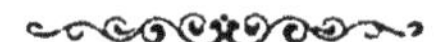

PARIS
ANCIENNE LIBRAIRIE GERMER BAILLIÈRE ET Cie
FÉLIX ALCAN, ÉDITEUR
108, BOULEVARD SAINT-GERMAIN, 108

1891

INTRODUCTION

Notre principal but, en publiant cette brochure, est d'exposer au public médical, trois observations qui nous semblent offrir plusieurs points intéressants.

Avant d'entrer dans l'analyse détaillée de ces observations, nous avons cru bon de les faire précéder de deux chapitres, dont l'un traite des progrès de la chirurgie contemporaine, et l'autre des progrès de la chirurgie à Smyrne.

Nous serons heureux si les hommes compétents accueillent avec bienveillance notre brochure, qui est le commencement d'une série d'opérations intéressantes de notre pratique.

Dr PSALTOFF.

Smyrne, avril 1891.

I

Étude sur la chirurgie contemporaine.

Personne n'ignore les progrès que la chirurgie a réalisés pendant ces dernières années, à la suite de la découverte et de l'application du chloroforme et de la méthode antiseptique.

Tout le monde reconnait et publie les avantages que l'humanité souffrante a retirés du développement de cette branche positive de la médecine.

Il y a quinze ans, chirurgiens et patients ressentaient un certain dégoût à la seule vue du bistouri. Ce dégoût a presque totalement disparu aujourd'hui, ainsi que la crainte de voir survenir la mort, à la suite d'une simple incision. Les chirurgiens sont maîtres du champ chirurgical. Ils peuvent opérer sans danger, car ils ont des moyens positifs, pour éviter les diverses complications qu'entraînait autrefois la plus simple des opérations.

Le mot du célèbre Velpeau : « La moindre piqûre est une porte ouverte à la mort », n'a plus sa raison d'être, la méthode antiseptique est là pour conjurer tout danger.

En effet, les deux découvertes rapportées ci-dessus : l'anesthésie générale, provoquée par l'aspiration du chloroforme, et la méthode antiseptique ont entièrement modifié la position de l'opérateur et de l'opéré.

A présent, par l'application du chloroforme, le patient qu'on opère ne ressent plus la moindre douleur, quand on incise et l'on coud ses chairs ou qu'on scie ses os.

Il repose tranquillement sur la table opératoire et s'abandonne, plein de confiance et d'espoir, à la discrétion du bistouri, dirigé convenablement par l'opérateur.

Il se réveille souvent, en souriant, et lorsque le médecin a terminé son œuvre, il demande si nous avons l'intention de l'opérer. Nous avons travaillé sur son corps pendant plusieurs heures, sans qu'il ait conscience de ce que nous avons fait.

On comprend donc combien le sang-froid du chirurgien est ainsi aidé et assuré.

Les anciens reconnaissaient aussi la nécessité d'épargner au malade des douleurs. Ils employaient dans ce but quelques remèdes qu'ils prenaient particulièrement dans le règne végétal.

Homère cite le « Νηπενθὲς ». En le prenant sous forme de potion, les douleurs se calmaient et la peine s'oubliait [1].

La mandragore de Dioscoride, ainsi que quelques autres substances, étaient données dans le même but.

Théophraste rapporte le « Δίκταμνον » qui, administré dans les accouchements laborieux, calmait les douleurs [2].

Pline aussi, entre autres, s'émerveille devant les propriétés anesthésiques d'un marbre, appelé menphite, du lieu où on le trouve. « Il est aussi un marbre, appelé menphite, dit-il, qui a de l'analogie avec les pierres précieuses.

Pour s'en servir, on le broie et on l'applique avec du vinaigre sur les parties à cautériser ou à inciser. La partie s'engourdit et ne sent pas la douleur [3]. »

Mais aucun de ces moyens ne pouvait provoquer l'anesthésie générale, dont nous avons parlé.

C'est à peine dans ces derniers temps, vers le milieu de ce siècle, que Charles Jackson, docteur de l'université de Harward, a obtenu le meilleur des résultats par l'aspiration de l'éther.

Ce fait était d'une très haute portée, la chirurgie s'armait enfin de l'anesthésie générale qu'elle cherchait depuis tant de milliers d'années.

En 1847, le célèbre Simpson d'Edimbourg utilisa le premier ce médicament dans les accouchements.

C'est à cet éminent professeur qu'on doit l'introduction du chloroforme dans la médecine.

Guidé par l'inspiration de l'éther, il essaya avec succès le nouveau remède dont la médecine se sert actuellement tous les jours.

Le chloroforme, employé par les chirurgiens, fit voir quels avantages il avait sur l'éther, qui a été presque entièrement abandonné.

Bien que l'anesthésie générale soit une des plus importantes découvertes de notre siècle et qu'elle ait sérieusement contribué au progrès de la chirurgie, cependant les chirurgiens, par son aide, n'arrivaient qu'à épargner la douleur à l'opéré. Ils devenaient, il est vrai, plus audacieux et entreprenaient les plus grandes opérations.

Mais les résultats n'étaient pas encourageants, la pyémie, la septicémie, l'érysipèle, enlevaient les opérés.

1. Homère, *Odyssée*, chant IV, V. 220.
2. Théophraste, *Histoire des plantes*, IX, 16.
3. Pline, *Histoire naturelle*, livre XXXVI, p. 509.

C'est à peine ces dernières années que nous avons pu, par l'application de la méthode antiseptique, nous débarrasser de ces complications et assurer le succès des opérations.

Deux grandes célébrités de notre siècle, l'illustre Pasteur, d'un côté, et le grand chirurgien de Londres, Lister, de l'autre, sont ceux à qui l'humanité doit élever les statues d'or que le grand Nélaton a promises à celui qui n a aurait préservés de l'infection purulente.

Voici donc en peu de mots quelle est la base de la méthode antiseptique et en quoi elle consiste :

« En 1857 et surtout en 1860, M. Pasteur étudiant le vibrion septique, a mis en évidence son action dans la putréfaction des matières et des liquides organiques. Il a prouvé que ces matières, placées à l'abri de l'air ou simplement d'un air privé de ses vibrions, en d'autres termes stérilisé, se conservaient indéfiniment sans se corrompre. La théorie des micro-organismes infectieux, germes, schizomycètes, bactéries, cocci, était dès lors établie scientifiquement. Les microbes, pour employer l'expression de Sédillot, avaient une manière de vivre spéciale, ils causaient la fermentation, en pénétrant dans les plaies; ils s'y développaient rapidement aux dépens des liquides et produisaient la septicémie. Il est à peine besoin d'ajouter qu'en filtrant l'air, en le privant de microbes, ou bien en détruisant ceux-ci à l'aide d'agents appropriés, on devait rendre toute la plaie accidentelle ou chirurgicale aseptique.

L'ensemble des procédés, employés tour à tour, pour prévenir ou détruire les ferments septiques, constitue la méthode antiseptique.

Le but est d'arriver à débarrasser toute plaie de micro-organismes, germes ou microbes infectieux, de la rendre aseptique, et finalement l'asepsie des plaies résulte de l'application rigoureuse des moyens antiseptiques. L'antisepsie est avant tout microbicide [1]. »

Quoique, comme nous l'avons vu, Pasteur soit l'auteur de cette théorie, c'est pourtant le savant professeur de Londres, Lister, qui, depuis 1865, a réussi, en s'appuyant sur la théorie du savant français, à nous préserver des différents micro-organismes.

Les bases de cette théorie viennent donc d'être posées; cependant, la méthode antiseptique existait aussi chez les anciens.

1. Laboulbène, *Revue scientifique*, 1890, n° 3.

Dans une petite brochure, publiée il y a deux ans et intitulée : *La méthode antiseptique chez les anciens*, l'honorable professeur d'Athènes, M. Anagnostaki, démontre cette vérité par plusieurs passages convaincants d'Hippocrate, de Galien, de Celse et autres [1]. Hippocrate conseille, dit-il, et impose l'extrême propreté des plaies et des pansements, et, ce qui est encore plus intéressant, le lavage des plaies avec de l'eau stérilisée. « Les plaies, dit Hippocrate[2], aiment la chaleur. L'eau doit être aussi chaude qu'on peut la supporter en la versant sur la main. L'eau des pluies est évidemment la meilleure, mais il faut la faire bouillir[3] (la stériliser) pour l'aseptiser, Δέεται δ'ἀφέψεσθαι καὶ ἀποσήπεσθαι.

Aujourd'hui l'eau bouillie ne sert-elle pas de base à la méthode aseptique? N'est-ce pas par son seul concours que beaucoup d'ovariotomistes distingués font avec succès leurs opérations [4], [5], [6]?

Nous savons que la méthode antiseptique et la méthode aseptique se basent sur le même principe, et poursuivent le même but, avec la différence que la première détruit les microbes par des substances appropriées, dites antiseptiques, et la seconde tâche de prévenir leur création par la stérilisation tant des plaies que des divers objets et substances qui servent à chaque opération.

Le savant professeur Anagnostaki, dans son curieux et intéressant ouvrage que nous avons déjà cité, démontre aussi qu'en dehors de la chaleur et de l'eau stérilisée, les anciens se servaient encore, pour empêcher la pourriture des plaies et en favoriser la guérison, de différentes autres substances antiseptiques, comme le vin, le goudron, le cuivre, etc.

Ainsi, comme le fait remarquer ce professeur, le microscope seul manquait aux anciens.

Examinons maintenant, en revenant à notre sujet, les avantages que la chirurgie a retirés de l'application de la méthode antiseptique.

La première conséquence de cette découverte, c'est, d'après les statistiques, la diminution de la mortalité dans les opérations.

Ainsi, tandis qu'auparavant la mortalité des différentes ampu-

1. Anagnostaki, *La méthode antiseptique chez les anciens*, Athènes, 1889.
2. Hippocrate, *De l'officine du médecin*, 10, 11; édition Littré, t. III, p. 302 et 306.
3. *De l'usage des liquides*, VI, p. 124.
4. Lawson Tait, *Maladies des ovaires*, 373.
5. Terrier, *De l'antisepsie et de l'asepsie* (*Revue de chirurgie*, 1890).
6. Legendre. Barette, *Traité pratique d'antisepsie*, 1888, t. I, p. 4.

tations de la cuisse, de la jambe s'élevait à 60, 70 p. 100, elle dépasse à peine aujourd'hui le 5-10 p. 100.

En second lieu, les chirurgiens pourvus du pansement de Lister ont pu entreprendre avec succès les plus grandes opérations et agrandir de cette manière le champ chirurgical.

Des opérations qui étaient donc condamnées, sous l'ancien régime, sont entrées à l'ordre du jour.

Le grand Velpeau n'avait-il pas dénoncé à l'Académie, comme abominable et criminelle, l'opération d'ovariotomie, et cependant la statistique ne montre-t-elle pas 90-95 de guérisons?

La lésion du péritoine était considérée, avant la méthode antiseptique, comme amenant fatalement la mort. Aujourd'hui le danger de cette lésion a presque entièrement disparu. Aussi voyons-nous le chirurgien entrer dans la cavité abdominale et pratiquer les plus graves opérations. On incise, on suture l'estomac, l'intestin, le foie, la vésicule biliaire, la rate, le rein; on enlève les ovaires, l'utérus; on tente, comme dit Reclus, tout ce que la physiologie ne condamne pas; on enlève sans compter tout ce qui n'est pas indispensable à la vie. N'a-t-on pas même touché aux poumons et au cerveau?

« Le cœur seul a été respecté. Encore s'attaque-t-on à son enveloppe [1]. »

Les différentes résections, comme celle de la mâchoire supérieure et inférieure et celle de plusieurs côtes, sont des opérations qui se pratiquent journellement et presque sans danger.

Les arthrotomies et les arthrectomies sont également des conquêtes de la chirurgie moderne. Dernièrement surtout, leur traitement consécutif a été sensiblement perfectionné et simplifié.

En lisant l'ouvrage que Bœckel (de Strasbourg) vient de publier sur la résection du genou et qu'il appuie de soixante observations, on s'étonne des miracles de la méthode antiseptique [2].

Ceux qui subissent l'opération de la résection du genou n'ont pas besoin, dit-il, du changement journalier du pansement.

Un seul pansement sans drainage, appelé par lui : pansement opératoire, suffit jusqu'à la guérison.

De plus, la chirurgie moderne a élargi le champ chirurgical sous un autre point de vue : puisqu'elle est puissante, elle intervient de droit pour combattre plusieurs infirmités, qui ne menacent pas directement la vie, mais qui étaient considérées jusqu'à

1. Reclus, *Revue scientifique*, 1890.
2. J. Bœckel, *De la résection du genou*, Strasbourg, 1889, p. 90.

présent comme incurables, entre autr[illegible] tarsectomie, pour le pied bot congénital, l'ostéoclasie, la cure [illegible]ale de la hernie non étranglée, etc.. etc.

Cette énumération des différentes opérations chirurgicales et d'autres encore, dont nous ne faisons pas mention, comme l'ablation du larynx et de la langue, etc., ne doit effrayer personne, car tout en fournissant les moyens de les pratiquer avec succès et presque sans crainte, lorsque l'indication se présente la chirurgie moderne nous enseigne et nous impose, autant que possible, le respect des chairs des membres humains. Par exemple, avant l'antisepsie dans les fractures compliquées, on faisait toujours l'amputation pour sauver la vie du patient; à présent, avec les moyens que la science possède, nous ne craignons plus les accidents infectieux et nous sauvons non seulement la vie du malade, mais encore ses membres.

Grâce aux moyens dont elle dispose, la chirurgie moderne est devenue, d'un côté, patiente et conservatrice, comme cela a lieu dans plusieurs cas et, de l'autre, radicale lorsqu'il s'agit de sauver la vie d'une personne, par une opération insignifiante, avant que l'extension du mal puisse amener la mort. Elle nous impose donc l'ablation d'une petite tumeur du sein, d'un petit épithélioma de la face ou de la langue et elle tâche, par une opération sans danger, de délivrer le malade et de prévenir les accidents inévitables que l'extension de son affection aurait infailliblement amenés.

II

La chirurgie à Smyrne.

Tel est, en résumé, le progrès de la chirurgie, à la suite de l'application de la méthode antiseptique.

Cependant, les idées nouvelles sont plus facilement et plus rapidement acceptées dans les grands centres où le développement scientifique marche de front avec le développement des peuples.

Il n'en est pas de même dans les petits centres. La généralisation de ces idées s'y fait avec une certaine lenteur.

Aussi ne doit-on pas s'étonner si, à Smyrne, nous n'avons pu commencer que ces dernières années à profiter sérieusement des avantages de cette méthode.

Heureusement, nous, les jeunes praticiens, nous avons trouvé le terrain préparé. Plusieurs anciens confrères distingués ont combattu les préjugés de notre ville et ont réussi à les détruire, souvent au risque de leur réputation médicale.

Grâce à leur activité et à leur persévérance, plusieurs opérations ont été depuis longtemps acceptées par la société et sont entrées dans l'usage chirurgical journalier du médecin.

Il est vrai que les différents hôpitaux qui existent chez nous ont contribué à ce succès. C'est là en effet que plusieurs opérations très importantes ont été faites pour la première fois.

Il y a à Symrne plusieurs hôpitaux.

Outre les deux grands hôpitaux turcs, l'un militaire et l'autre civil, qui sont dirigés par un personnel très distingué, chaque communauté entretient, à ses frais, un hôpital particulier.

Le plus grand est celui de la communauté grecque. C'est un exemple unique et extraordinaire de philanthropie dans l'Anatolie.

Ses portes sont ouvertes à tout le monde, sans distinction de religion ni de la nationalité. Tout malade, étranger ou indigène, peut s'y faire soigner gratuitement.

Cet hôpital est soutenu par la générosité des grecs orthodoxes. Il a, il est vrai, un petit revenu annuel, produit de sa fortune immobilière, mais ce revenu ne couvre pas le quart de sa dépense qui s'élève à près de cent mille francs. Trois cents personnes y sont en effet journellement entretenues.

Cinq médecins y travaillent gratuitement. Deux chirurgiens font le service dans la section chirurgicale, composée de soixante lits, et la méthode antiseptique y a été tellement perfectionnée, surtout ces derniers temps, que nous pouvons dire avec orgueil qu'elle y est appliquée comme en Europe dans les grands hôpitaux.

Au second rang se trouve l'hôpital Saint-Antoine, hôpital des catholiques de Smyrne. Placé sous la protection autrichienne, il doit aussi son entretien à la charité publique. Le nombre des malades qui y sont soignés est restreint, mais il répond parfaitement aux besoins de la communauté catholique.

En troisième lieu vient l'hôpital arménien qui vit également de la générosité des Arméniens. Il a été reconstruit, il y a quelques années, par M. Spartali, le grand bienfaiteur de sa communauté.

La quatrième place est occupée par l'hôpital israélite construit aux frais de la famille du baron Rothschild, de Vienne, qui lui vient toujours généreusement en aide.

Depuis notre arrivée à Smyrne, nous avons accepté la direction de la section chirurgicale de cet hôpital et nous y avons pris, entre autres, les trois observations que nous exposons plus loin.

Nous ne saurions trop remercier ses différents administrateurs du concours qu'ils nous ont prêté. Malgré l'état financier de cet établissement, qui n'est pas des plus heureux, ils n'ont pas reculé devant la dépense qu'a exigée l'installation d'une section chirurgicale et l'application de la méthode antiseptique.

Voilà en quelques mots ce qui concerne les hôpitaux des différentes communautés.

Quant à l'hôpital anglais, à l'hôpital français et à l'hôpital hollandais, ils sont particulièrement destinés aux marins malades, tant de la marine marchande que de celle de l'État.

Les médecins de service y sont payés. Les deux premiers de ces hôpitaux sont entretenus par leurs gouvernements respectifs.

L'hôpital hollandais possède une fortune immobilière, dont le revenu suffit à son entretien.

M. Masgana, un chirurgien distingué, a servi à l'hôpital grec pendant trente années entières et a réussi à occuper la première place parmi les chirurgiens de notre ville.

Les opérations de la taille périnéale pour calculs vésicaux, qui y ont été faites par lui, se comptent par centaines et le résultat en a été aussi satisfaisant que celui qu'on aurait obtenu dans les grands hôpitaux d'Europe.

Le docteur Chasseaud, à l'hôpital Saint-Antoine, compte un même nombre d'années de service que le docteur Masgana à l'hôpital grec. Les nombreuses opérations intéressantes qu'il y a faites, justifient la réputation dont il jouit.

Plusieurs anciens confrères, contemporains des précédents, se sont souvent distingués par leur habileté chirurgicale.

Un grand nombre, parmi les jeunes, lorsqu'ils ont eu un service dans les hôpitaux ou une occasion en ville, ont fait avec succès des opérations difficiles et gagné avec raison l'estime du public.

C'est donc au concours de tous les médecins qu'est dû le progrès de la chirurgie à Smyrne.

Malheureusement, nous avons encore à lutter contre plusieurs préjugés de la société. On n'a pas encore généralement compris que la division de la science en amène le progrès, que ce progrès est si gigantesque, qu'il est impossible à un médecin de tout connaître à la perfection.

Cependant, il est consolant de voir qu'il y a des signes de progrès évidents. Aussi, espérons-nous qu'on se distinguera à l'avenir dans des spécialités.

Pour atteindre ce but, il faut assurément une certaine abnégation de la part des jeunes chirurgiens et de l'appui de la part des anciens confrères. Mais comme la bonne volonté existe de la part des uns et des autres, la réalisation de notre souhait n'est qu'une question de temps.

III

Deux mots sur les observations qui suivent.

Outre l'intérêt général que nos observations peuvent avoir, au point de vue scientifique, elles sont intéressantes en ce qui concerne l'histoire des progrès de la chirurgie à Smyrne.

Notre première observation consiste dans l'extirpation de la matrice et de ses annexes pour un fibrome interstitiel de l'utérus.

C'est la première opération de ce genre qui ait été tentée ici avec succès.

La seconde, l'ovariotomie que nous avons pratiquée pour un kyste multiloculaire énorme de l'ovaire gauche, est la troisième opération de ce genre qui ait été faite à Smyrne.

C'est en 1883 qu'un médecin israélite très habile, M. Victor Belleli, a pratiqué la première ovariotomie à Smyrne, dans l'hôpital israélite.

La seconde est due à notre confrère et ami, M. le Dr Gélébian. Elle a été effectuée en 1889, à l'hôpital arménien, qu'il dirigeait alors avec beaucoup d'habileté.

La troisième, la nôtre, a été faite à l'hôpital israélite trente jours après celle de M. Gélébian.

M. Chasseaud, à l'hôpital Saint-Antoine, une année avant l'opération de M. Gélébian et la nôtre, a aussi fait, avec beaucoup d'habileté, une opération pareille.

Malheureusement la malade a succombé, le huitième jour, à la suite d'une complication pulmonaire.

Quant à notre troisième opération, peu intéressante au point de vue historique, elle offre néanmoins un grand intérêt scientifique.

Observation I.

Fibrome interstitiel de l'utérus.

(Hystérectomie abdominale. Ligature élastique perdue, éliminée par le museau de tanche après huit mois de séjour dans la cavité abdominale.)

Le 24 août 1889 est entrée, à l'hôpital israélite, la dame L. B., âgée de 38 ans.

Elle avait toujours été bien portante et bien réglée, jusqu'au moment où, deux ans auparavant, elle avait senti au ventre une petite tuméfaction qui augmentait chaque jour de volume.

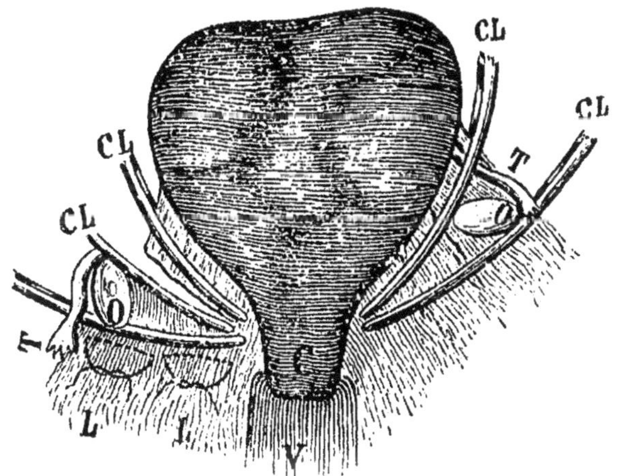

Fig. 1. — L, ligature ; C L, clamp ; C, col de l'utérus ; V, vagin ; T, trompe ; O, ovaire.

Dès lors, des métrorragies abondantes, répétées chaque semaine, avec une durée de deux ou trois jours, des douleurs et des vomissements épuisaient la malade.

Quoique mariée depuis huit ans, elle n'avait jamais eu d'enfants, elle n'avait jamais avorté.

Nous n'avons pas pu lui trouver d'autres antécédents.

Son état général n'est pas mauvais, quoiqu'elle prétende avoir été sérieusement affaiblie, pendant les deux dernières années.

Par la palpation bi-manuelle nous constatons, au-dessus du pubis, une tumeur dure, régulière, peu douloureuse sous la pression et un peu mobile, qui paraît former un corps avec la matrice.

Elle a à peu près la grosseur d'une tête d'homme et dépasse l'ombilic de quatre à cinq centimètres. Le col de la matrice est atrophié et placé en haut et derrière et la cavité utérine mesure près de douze centimètres.

Prenant donc en considération les métrorragies abondantes, les douleurs, les vomissements, l'âge et l'épuisement des forces de la malade qui demandait à se débarrasser de la tumeur, nous avons résolu d'intervenir chirurgicalement; en effet, le 3 septembre 1889, après avoir pris toutes les précautions antiseptiques, nous l'avons opérée en présence de nos honorables confrères MM. Chori, Danou, Dascolaki, Depasta, Diamando-

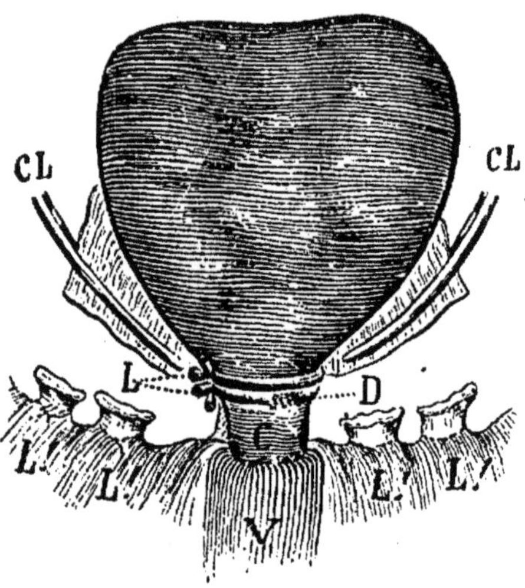

Fig. 2. — L, ligature en caoutchouc ; D, déchirure du premier caoutchouc ; L', ligatures ; CL, clamps ; C, col utérin ; V, vagin.

poulo, Emirzé, Micriditz, Mousta bey, Spierer et Varda. MM. Gélébian et Crendiropoulo ont bien voulu nous servir d'aides.

L'incision que nous avons pratiquée sur la ligne médiane a dépassé les quinze centimètres, à cause de la tumeur.

Après la sortie de cette tumeur par l'ouverture, nous avons pratiqué la ligature des ligaments larges.

Nous avons ensuite enlevé les ovaires, à l'aide des pinces-clamps et ligatures, et nous avons procédé à la ligature de la partie sus-vaginale de l'utérus qui nous a servi de pédicule.

Alors, sur le col de la matrice qui formait le pédicule qui n'avait pas un diamètre de plus de 3 centimètres, nous avons placé la ligature élastique, que nous avons fixée avec des fils en soie.

Ayant remarqué que le tube en caoutchouc commençait à se déchirer nous avons mis une seconde ligature, immédiatement au-dessus de la première.

Sûr d'avoir bien serré le pédicule et d'avoir ainsi prévenu toute hémorragie, nous avons coupé la tumeur, qui était au-dessus du pédicule, et, après avoir lavé la partie sectionnée et l'orifice de la matrice, avec une solution antiseptique forte, nous avons abandonné le moignon dans le bassin.

Un bon lavage du péritoine avec de l'eau chaude a terminé l'opération qui n'avait pas duré plus de trois quarts d'heure, le pansement et la suture des parois compris.

Le poids de la tumeur était de cinq kilogrammes.

Les suites de l'opération ont été des plus simples. Le lendemain, la malade se plaignait à peine de quelques douleurs du côté du ventre. La température, matin et soir, n'a pas dépassé 37.5 et le pouls s'est maintenu à 80-100.

La réunion de l'abdomen s'est faite par première intention et la malade a quitté l'hôpital, le cinquantième jour après l'opération.

Quelques jours avant sa sortie de l'hôpital, la malade a eu un petit écoulement du côté de la partie du col de la matrice qui lui restait.

Nous lui avons conseillé des lavages et nous l'avons cautérisée de temps

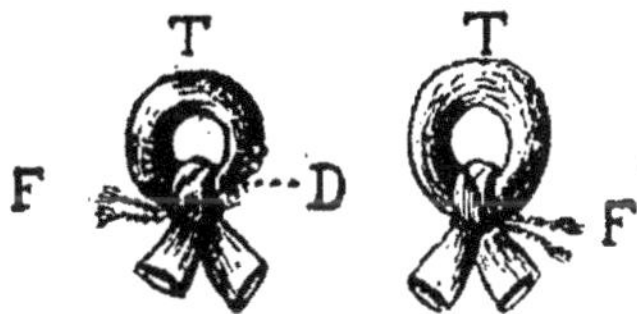

Fig. 3. — T, tubes en caoutchouc ; F, fils en soie ; D, déchirure du premier caoutchouc.

en temps, même après sa sortie de l'hôpital. Puis, au bout de trois mois, nous l'avons perdue de vue.

Elle est venue nous trouver cinq mois après, et nous a raconté ce qui suit : « Je suis tout à fait bien, nous dit-elle, je ne sens aucune douleur. J'ai été à Alexandrie et j'en suis revenue, il y a quelques jours. J'ai toujours continué les lavages du vagin, parce que l'écoulement ne cessait pas. Aujourd'hui pourtant, j'en suis tout à fait débarrassée, mais je sens, avec le doigt, la présence d'un corps étranger dans le vagin. »

Nous l'avons donc de nouveau examinée, et nous avons réellement senti, par le toucher, la présence d'un corps mou, mobile, que nous avons enlevé, à l'aide d'une pince hémostatique longue.

Ce corps étranger n'était que les deux tubes élastiques du pédicule, avec le fil de soie, que nous avions laissés, huit mois auparavant, dans l'abdomen.

L'état de ces tubes contractés était parfait. Voici quelle en était la forme, lorsque nous les avons retirés.

On admet, il est vrai, que la ligature s'enkyste et M. le professeur Terrillon [1] dans ses leçons de clinique chirurgicale le dit net-

1. Terrillon, *Clinique chirurgicale*, p. 381.

tement. « L'objection principale qu'on peut faire est de laisser dans le bassin un cordon en caoutchouc assez volumineux.

Or, nous devons nous demander ce que devient ce corps étranger? L'expérience a prouvé qu'il se passe ici ce qui arrive pour tout corps étranger absolument aseptique; il est enkysté par la formation de fausses membranes et devient un corps inerte au milieu des tissus, au même titre que les grosses ligatures de soie d'un pédicule ovarique. »

Des observations semblables à la nôtre ne manquent pas et le savant professeur que nous venons de citer était d'accord avec MM. Richelot, Bouilly, Pozzi, Routier, etc., dans une séance de la Société de chirurgie où l'on a discuté cette question.

M. Richelot qui a soulevé cette discussion et qui s'est déclaré partisan résolu de la ligature élastique perdue avoue qu'elle s'enkyste ordinairement, mais elle s'élimine aussi quelquefois, dit-il, par le museau de tanche. Une de mes malades, ajoute-t-il, l'a rendue après un an, une autre au bout de cinq mois. Cela tient sans doute à ce qu'elle coupe entièrement la paroi utérine tandis que des adhérences se font à l'extérieur et limitent le foyer, elle se trouve libre dans la cavité cervicale qui n'est pas aseptique et sort en fin de compte avec les produits de suppuration [1].

Nous croyons que cette élimination de la ligature est beaucoup plus fréquente qu'on ne le croit et les chirurgiens devraient observer longtemps leurs opérées parce que, comme on perd ordinairement de vue ses malades, quelques mois après l'opération, il n'y a rien d'étonnant que de pareils faits passent inaperçus.

Peut-on objecter que cette sortie de la ligature est un désavantage pour le pédicule intrapéritonéal? Nous ne le croyons pas, au moins pour des cas ordinaires, avec pédicule non volumineux et voici pourquoi.

1° La ligature élastique perdue ou intra-péritonéale tient solidement et nous préserve sûrement de l'hémorragie.

2° Elle simplifie sensiblement l'opération et prévient les phénomènes de dépression, désignés sous le nom de choc, comme le fait remarquer M. Bouilly [2].

3° Nous n'avons rien à craindre si elle s'élimine, après quelques mois, par le museau de tanche, en s'échappant ou en coupant le pédicule, parce qu'elle ne crée pas de nouveaux périls, elle se trouve enfermée par des adhérences qui se sont formées dans

1. *Bulletin et Mémoire de la Société de chirurgie*, 1890, p. 657.
2. *Bulletin et Mémoire de la Société de chirurgie*, 1890, p. 676.

une poche qui n'est pas en communication avec la cavité abdominale. Si nous ajoutons à cela les inconvénients, les longueurs et les ennuis de l'élimination du pédicule extra-péritonéal, de la suppuration, du cratère que forme la cicatrice, etc., etc., nous n'hésitons pas à donner la préférence à la ligature élastique perdue, au moins, comme nous l'avons dit, pour les cas ordinaires.

N. B. — Le 15 janvier 1891, nous avons revu notre opérée, avec les docteurs Gélébian et Chori. Elle se portait admirablement bien et ne présentait aucune trace de récidive.

Observation II.

Kyste multiloculaire de l'ovaire gauche. Ovariotomie.

Le 2 janvier 1889, est entrée à l'hôpital israélite, la nommée Rosa R., âgée de trente-huit ans, qui portait, depuis huit ans, une tumeur kystique de l'ovaire gauche.

Mariée à l'âge de vingt ans, elle avait eu trois enfants, dont l'aîné était à peine âgé de huit mois.

Toujours bien réglée et bien portante, elle n'avait été inquiétée que pendant et depuis sa dernière grossesse, par sa tumeur qui prenait de jour en jour des proportions énormes.

Quelques jours après son entrée à l'hôpital, le 12 janvier 1889, après avoir pris toutes les précautions antiseptiques voulues, nous l'avons opérée, en présence de nos honorables confrères Alexandroff, Chord, Diamandopoulo, Fraggi, Gélébian, Miltiades, Emmanuel, Mousta bey, Théologi, Xidias Typaldo, Von Eichstorff.

L'opération était assez difficile et laborieuse à cause du volume du kyste et des adhérences étendues et multiples qu'il avait avec l'épiploon et toute la partie du péritoine abdominal.

Après avoir rompu les adhérences, avec la main, nous avons été obligé de prolonger l'incision de la ligne blanche de plusieurs centimètres, au-dessus de l'ombilic et de perforer, en plusieurs endroits, le kyste multiloculaire, pour pouvoir le vider en partie et en diminuer ainsi le volume.

Le kyste extrait pesait, avec le liquide qu'il contenait, plus de quatorze kilos.

Le pédicule était large de près de sept centimètres, et, après l'avoir bien lié avec des fils en soie antiseptiques, nous l'avons laissé dans la cavité abdominale.

Un bon lavage du péritoine, fait avec de l'eau bouillie, a terminé l'opération qui a à peine duré une heure, la chloroformisation, la suture des parois et le pansement compris.

Jusqu'ici notre observation ne présente rien de particulier; mais les suites de l'opération n'ont pas été aussi simples que nous pouvions l'espérer.

Les premiers jours, après l'opération, la malade, sauf quelques douleurs du ventre, n'a offert aucun symptôme inquiétant. L'état général était satisfaisant et la fièvre s'est maintenue entre 37°,5 et 38°,3 matin et soir avec un pouls de 100 à 120 par minute.

Le sixième jour, nous avons enlevé le pansement. Le ventre était souple et présentait, à la palpation, un empâtement assez prononcé, du côté de la fosse iliaque gauche, avec un état de péritonisme très léger.

Le jour même, nous lui avons administré un purgatif et nous lui avons commandé un lavement.

Le lendemain le péritonisme avait presque disparu et l'empâtement avait sensiblement diminué.

Mais le neuvième jour, malgré l'amélioration que nous avions, du côté du ventre, la fièvre a dépassé les 39° et la malade se plaignait de hoquet et de légers frissons.

Nous l'avons donc examinée par le vagin et nous avons constaté que le cul-de-sac de Douglas était occupé par une tumeur fluctuante de la grosseur du poignet.

Suivant alors l'exemple de l'éminent ovariotomiste Spencer Wells [1], nous avons fait avec une aiguille longue, très fine, une ponction par laquelle nous avons aspiré une vingtaine de grammes d'un liquide sanguinolent, foncé, d'une odeur ammoniacale.

Le lendemain, comme la fièvre se maintenait et l'état général était le même, nous nous sommes décidé à faire une seconde ponction, avec un gros trocart, par lequel nous avons pu introduire et laisser à demeure un tube en caoutchouc pour faciliter l'écoulement du liquide et pouvoir faire en même temps des lavages antiseptiques. La quantité du liquide extrait cette seconde fois dépassait les deux cents grammes et l'odeur en était infecte.

Malheureusement, l'état de la malade ne s'est pas amélioré, l'écoulement du liquide se faisait difficilement par le tube et la fièvre avait dépasssé 40° et le pouls 150. Nous avons cru bon d'intervenir de nouveau, le jour suivant, d'enlever le tube et d'inciser largement le cul-de-sac, avec un bistouri boutonné, guidé sur notre index gauche, qui était fixé sur le point de la dernière ponction.

De cette manière, nous avons pu introduire, par l'incision qui était large de 4 centimètres, et y laisser en permanence deux gros tubes en caoutchouc, par lesquels nous pouvions faire plusieurs fois par jour des lavages antiseptiques.

Le liquide, évacué par cette incision, purulent et plus infect que le précédent, contenait de petits morceaux sphacélés, qui n'étaient que le pédicule.

Toutes les fois que nous faisions des lavages, il en tombait de pareils morceaux qui avaient une odeur infecte, et ce phénomène s'est toujours reproduit jusqu'à ce que *tout le pédicule et les fils* en soie de la ligature se fussent éliminés.

Heureusement dès le lendemain de l'incision, la malade a commencé à reprendre, la fièvre est tombée à 39° et le pouls à 120. Nous avons continué, pendant plusieurs semaines, à faire chaque jour des lavages anti-

1. Spencer Wells, *Diagnostic et traitement chirurgical des tumeurs abdominales*, 1886, traduction française, p. 203.

septiques répétés et abondants et à mettre dans le vagin un tampon de gaze iodoformée et au bout de deux mois et demi, lorsque tout écoulement avait cessé, la malade guérie a quitté l'hôpital.

Devant cette fâcheuse complication du pédicule qui n'est pas commune, surtout à présent que la méthode antiseptique se perfectionne tous les jours, mais qui se présente quelquefois, nous pensons que la meilleure conduite à tenir, est celle que nous avons suivie avec la remarque qu'une fois une pareille collection constatée dans le cul-de-sac de Douglas, par une ponction exploratrice, on doit sans perdre de temps l'ouvrir largement au bistouri, et ne pas s'attarder avec les ponctions qui sont tout à fait insuffisantes,

N. B. — Dernièrement encore, en mars 1891, nous avons revu, avec le docteur Chori, notre opérée, qui se portait admirablement bien.

Observation III [1].

Empyème datant de vingt-quatre ans, avec parois tapissées de véritables plaques osseuses. (Opération Letiévant-Estlander.)

Ce qui rend surtout intéressante notre observation, c'est, comme on le verra par l'analyse détaillée que nous en donnons, l'ancienneté du cas et la profonde modification des parois de l'empyème.

Il y a environ quinze mois, entrait à l'hôpital israélite de Smyrne, le sieur N. S., âgé de trente-cinq ans, revendeur de légumes. Il se plaignait d'une forte douleur, ayant son siège au septième espace intercostal droit, où l'on observait une légère tuméfaction.

Ces symptômes étaient accompagnés d'un peu de fièvre.

Sa maladie, disait-il, avait débuté, il y avait quatre mois, à la suite de plusieurs coups de poing, que son patron lui avait donnés dans le flanc droit, et, depuis ce moment, les douleurs et la fièvre le tracassaient au point de l'empêcher de dormir.

Le docteur Chori, médecin de l'hôpital, après avoir vainement épuisé tous les moyens médicaux, pour calmer la fièvre et les douleurs, fut amené à pratiquer une petite incision sur la tuméfaction.

Ce qui attira surtout alors son attention, c'est que l'abondance du pus, qui en sortait, n'était point en rapport avec le volume apparent de l'abcès que l'on supposait exister.

Ayant introduit, par cette incision, une sonde cannelée, elle pénétrait perpendiculairement au thorax, jusqu'à une profondeur d'environ cinq centimètres, où l'extrémité rencontrait une surface osseuse dénudée.

Le docteur Chori soumit alors le cas au docteur Léoni, médecin et chirurgien très distingué de notre ville, un des médecins consultants de l'hôpital et le pria d'opérer le malade.

Au jour fixé, le docteur Léoni nous invitait gracieusement, le docteur Lescopoulo et moi, à assister à l'opération.

Après avoir fait une incision de huit à dix centimètres, sur la longueur de la septième côte droite et avoir détaché le périoste, il en réséquait deux ou trois centimètres.

La côte était saine, et bien que la sonde cannelée pénétrât plus avant, elle donnait toujours la sensation d'une surface osseuse.

M. le docteur Léoni put mettre, en suivant la direction de la sonde, le doigt dans une cavité qui présentait des parois osseuses. En grattant, il en décollait, en effet, quelques petites plaques à l'aspect osseux.

1. Cette observation a été déposée à la Société de chirurgie de Paris, par M. Nélaton, à la séance du 10 janvier 1889.

L'opération en resta là.

M. le docteur Léoni avait l'intention d'opérer une seconde fois le malade, mais, après un séjour de quelques semaines, il quittait l'hôpital ayant sur le milieu de la septième côte droite une fistule d'où s'écoulait journellement un pus abondant.

Onze mois après ces différents incidents, nous nous chargions des opérations chirurgicales de l'hôpital israélite, où nous faisions de nouveau entrer notre intéressant malade, dont nous n'avons pas perdu le souvenir.

Le 8 juin 1888, le jour de son entrée, il présentait l'état suivant :

La suppuration, au dire du malade, n'avait jamais cessé. Cependant son état général était satisfaisant, il n'avait pas de fièvre et l'appétit était bon. Seule la partie droite du thorax présentait une légère déformation ; mais le malade déclarait n'en être nullement incommodé et avoir régulièrement travaillé, depuis sa sortie de l'hôpital.

A l'examen de la fistule et de la cavité, au moyen de l'hystéromètre fixe de Valleix, que nous avons trouvé parfait dans ce cas, nous constations que la longueur de la cavité était de seize centimètres. La largeur en était telle qu'on pouvait facilement faire tourner l'instrument dans la cavité.

L'hystéromètre, après avoir pénétré perpendiculairement dans la plèvre, de cinq centimètres, remontait dans la cavité en suivant la partie latérale du thorax.

Pendant ce parcours, toutes les fois que l'hystéromètre touchait la surface de la cavité, il nous donnait toujours la sensation d'une surface osseuse dénudée ; ce qui confirmait notre opinion, que nous nous trouvions en présence d'un empyème, remontant à une époque déjà ancienne et dont les parois étaient tapissées de plaques osseuses. Cependant il nous était impossible de déterminer les causes originelles de la maladie, car, d'une part, le patient affirmait, ainsi que son entourage, n'avoir jamais été malade auparavant ; et d'autre part, en présence des plaques osseuses qui tapissaient la surface de la cavité, il nous était difficile d'en expliquer la formation, par les coups de poing reçus, il y avait un peu plus d'un an.

Mais quelques jours avant l'opération, en procédant de nouveau à un examen attentif du thorax du malade, nous apercevions, à l'angle inférieur de l'omoplate droite (siège de l'empyème), une belle cicatrice de cinq centimètres de longueur.

Interrogé sur les origines de cette cicatrice, il nous répondit qu'elle résultait d'une blessure, reçue à l'âge de douze ans, il y avait environ vingt-quatre ans, c'est-à-dire en 1865, époque à laquelle le choléra sévissait à Smyrne, circonstance qui en avait gravé le souvenir dans sa mémoire.

Il s'en était suivi une hémorragie abondante et il avait été soigné et guéri par un empirique, après avoir gardé le lit pendant trois mois. Depuis lors, il n'en avait jamais ressenti, nous disait-il, le moindre dérangement.

Cette *découverte* mettait sous nos yeux le tableau pathogénique du cas; la plaie pénétrante du thorax, bien que datant d'environ vingt-quatre ans, avait forcément une relation intime avec l'empyème.

On sait, en effet, que les plaies pénétrantes de poitrine se compliquent parfois d'un épanchement de sang dans la plèvre et cet hémothorax peut être le point de départ d'une pleurésie purulente[1], [2].

Il ne nous restait donc plus qu'à soumettre le malade à l'opération Letiévant-Estlander, car c'était le seul moyen d'amener une amélioration considérable dans son état.

Le 15 juin de l'année courante, en présence de nos honorables confrères, MM. Brunetti, Chori, Crendiropoulo, Diamandopoulo, Lattry et Micriditz, que nous remercions sincèrement de leur bienveillante assistance, nous procédions à l'opération.

Comme procédé, nous nous sommes arrêté à celui du professeur Trélat, en H transversalement dirigé, qui nous a parfaitement réussi. Il nous a donné une large surface opératoire, de façon à pouvoir opérer librement et, à posteriori, on pouvait constater, malgré ce qu'on en a pu dire, que la réunion des parties molles avait été faite par première intention.

Nous avons alors commencé par réséquer neuf centimètres de la septième côte, huit centimètres de la sixième et de la cinquième, sept centimètres de la troisième.

Du reste, la résection des côtes a été très facile, car elles étaient hypertrophiées et très friables et la pince de Liston les coupait sans aucune difficulté.

Cependant malgré la résection des cinq côtes, comme la plèvre pariétale, par suite de son épaississement et des plaques osseuses qui la tapissaient, opposait une résistance à se déprimer vers la plèvre viscérale du poumon, nous avons été obligé de l'inciser et il nous a été alors permis constater que l'épaississement de la plèvre atteignait plus d'un centimètre.

Nous avons pu ensuite introduire toute notre main dans la cavité et avoir ainsi une idée exacte des plaques osseuses qui la tapissaient en totalité. Le décollement a été pénible, car les morceaux de plaques extraits étaient considérables et même avec la rugine et la curette il ne s'opérait que difficilement, surtout au haut et un peu en arrière de la partie supérieure de la cavité, précisément à l'endroit où le malade avait reçu vingt-quatre ans auparavant la plaie pénétrante.

La cavité débarrassée des plaques osseuses, nous avons procédé à la suture des parties molles et au pansement de la plaie. L'opération n'a cependant duré qu'une heure et quart, y compris la chloroformisation du patient. L'hémorragie, malgré le grattage de la cavité, a été relative-

1. Nélaton, Thèse de Paris, 1880, *Des épanchements de sang dans les plèvres consécutifs aux traumatismes.*

2. M. Bouveret, *Traité de l'empyème*, 1888; *Empyèmes consécutifs à l'hémothorax.*

ment minime. Les suites de l'opération ont été simples, car le malade n'a présenté aucun symptôme inquiétant.

Le lendemain seulement la température s'est élevée à 38°, pour retomber bientôt à 37°, les pulsations n'ont jamais dépassé 100.

Ces faits confirmeraient l'opinion de M. Bouveret, qu'en pareil cas « comme la plèvre est énormément épaisse, elle est un peu vasculaire et la sclérose du tissu conjonctif pleural finit par obstruer plus ou moins complètement les voies de l'absorption ».

Il y a actuellement quatre mois que l'opération a été effectuée.

L'état du malade s'est considérablement amélioré et de jour en jour il engraisse. La cavité a presque disparu, moins un trajet fistuleux d'où s'échappaient journellement quelques gouttes de pus.

Nous tenons, avant de terminer, à préciser les points intéressants de cette observation.

A. — L'origine de cet empyème est, à ne pas en douter, une plaie pénétrante, faite à notre malade vingt-quatre ans auparavant, et l'empyème était resté pendant tout ce temps enkysté dans le thorax, sans lui occasionner aucun trouble jusqu'au moment où, par l'effet des coups de poing, les parois de l'empyème, d'après nous, ont dû être brisées et produire une inflammation qui s'est révélée à l'extérieur par un abcès, par des douleurs et de la fièvre.

Cet empyème peut donc être considéré comme le plus ancien qu'on ait observé jusqu'aujourd'hui.

En effet, tous les cas d'empyème signalés, soit à la Société de chirurgie, soit encore dans le « Traité de l'empyème », ouvrage si précis et si plein d'observations publié tout récemment par M. Bouveret, agrégé à la Faculté de médecine de Lyon, ne remontent pas à plus de neuf ou douze ans, tandis que le cas dont il s'agit, au moment de notre intervention chirurgicale, datait de vingt-quatre ans [1], [2], [3].

B. Un autre point, non moins intéressant, est le phénomène exceptionnel qu'offrait la cavité, d'être tapissée de plaques osseuses.

Bien qu'à l'examen microscopique, on ne put avoir le moindre doute qu'on se trouvait en présence de véritables os, nous avons cependant fait soumettre une partie de ces plaques à l'examen de M. le docteur Latteux, à Paris, chef du laboratoire d'Histologie à

1. M. Bouveret, *Traité de l'empyème*, 1888. Ancienneté de l'empyème.

2. M. Bouilly, obs. 1 du rapport de M. Berger, Société de chirurgie, 1883 et 1884.

3. M. Bouilly, *Congrès français de chirurgie*, 1888.

l'hôpital de la Charité, qui a confirmé notre diagnostic macroscopique, c'est-à-dire qu'il s'agissait réellement de véritables plaques osseuses.

« Les fragments osseux qui nous ont été remis pour l'analyse « étaient constitués par du tissu osseux très compact.

« Après avoir été décalcifiés par l'acide formique à 15 p. 100, « nous avons pratiqué des coupes en diverses directions et avons « constaté une condensation considérable du tissu. Les canali- « cules étaient presque disparus et nous n'avons rencontré aucune « trace de tuberculose.

« Dr LATTEUX. »

Voici, d'après nous, comment on pourrait expliquer la présence de ces plaques osseuses.

Et si nous tenons, comme on le verra, à établir une relation entre la plaie pénétrante et les plaques osseuses, c'est qu'il nous paraît bien difficile d'en expliquer autrement la formation.

On sait que le périoste de la face interne des côtes se trouve en rapport intime avec la plèvre. Or, n'est-il pas admissible que la lame qui a fait à notre malade cette plaie pénétrante, ait pénétré dans la plèvre, en touchant le bord de la côte et en blessant le périoste?

Nous ne devons pas en effet perdre de vue que, lorsque nous avons décollé les plaques, c'est surtout à la partie supérieure et légèrement postérieure de la cavité, que nous avons éprouvé le plus de difficultés, précisément à l'endroit qui, sans aucun doute, correspondait à la plaie pénétrante.

Et si l'on ne veut pas admettre que le périoste blessé a pu produire ces plaques osseuses, néanmoins on peut facilement comprendre la manière de voir de l'éminent professeur Ollier, de Lyon, qui, au dernier Congrès, à propos d'une pareille observation, soutenait que les couches conjonctives ambiantes (comme la plèvre) peuvent, au voisinage du périoste irrité (côte blessée), prendre part au processus et acquérir des propriétés ossifiantes [1].

Décembre 1889.

1. Voyez *Congrès français de chirurgie*, 1888, Opération Letiévant-Estlander, p. 260. — F. Alcan, éditeur.

TABLE DES MATIÈRES

Coulommiers. — Imp. P. BRODARD.

www.ingramcontent.com/pod-product-compliance
Ingram Content Group UK Ltd.
Pitfield, Milton Keynes, MK11 3LW, UK
UKHW021206230726
13926UKWH00001B/349

9 782016 142059